I0070657

DÉPÔT LÉGAL
HÉRAULT
N° 136
18 96

CONTRIBUTION A L'ÉTUDE

DES

FIBROMES DE LA PAROI ABDOMINALE

PAR

Le Dr Gustave FARAYRE

———◦◦◦◦———

MONTPELLIER

TYPOGRAPHIE ET LITHOGRAPHIE CHARLES BOEHM

Éditeur du Nouveau Montpellier Médical

—

1896

CONTRIBUTION A L'ÉTUDE

DES

FIBROMES DE LA PAROI ABDOMINALE

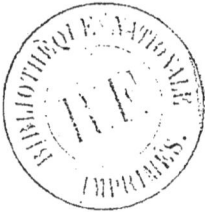

PAR

Le Dr Gustave FARAYRE

BIBLIOTHÈQUE NATIONALE R.F. IMPRIMÉS.

❧❧❧❧

MONTPELLIER

TYPOGRAPHIE ET LITHOGRAPHIE CHARLES BOEHM

Éditeur du Nouveau Montpellier Médical

—

1896

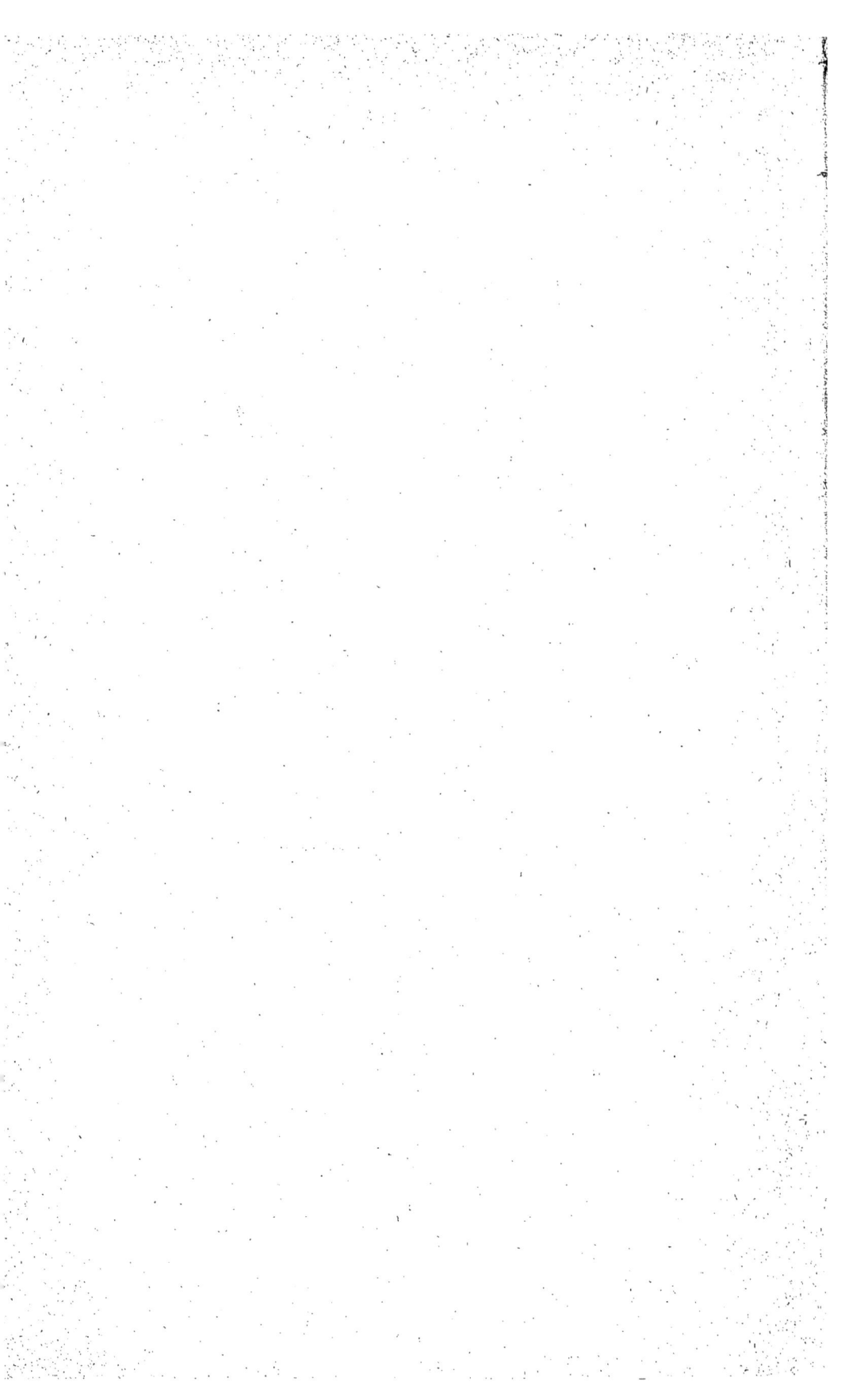

A MON PÈRE ET A MA MÈRE

Faible témoignage de reconnaissance.

A MES PARENTS

A MES AMIS

A MES MAITRES

G. Farayre.

A MON PRÉSIDENT DE THÈSE

Monsieur le Professeur TÉDENAT

G. FARAYRE.

INTRODUCTION

Dans ces dernières années la question des fibromes de la paroi abdominale a fait de grands progrès, grâce à de nombreux travaux publiés tant en France qu'en Allemagne.

C'est à l'obligeance de M. le professeur Tédenat que nous devons une partie des éléments qui constituent notre Thèse.

Le but de ce modeste travail est d'ajouter quelques observations à celles déjà fournies par de nombreux chirurgiens. Nous nous efforcerons de démontrer que ces tumeurs, généralement bénignes et susceptibles de se développer dans divers points de la paroi abdominale, peuvent, dans certains cas, évoluer dans un sens histologique différent et passer au sarcome ; qu'elles peuvent, en outre, contracter des adhérences intimes avec le péritoine dont il faut parfois enlever de très notables portions.

Mais, avant d'entrer en matière, que M. le professeur Estor reçoive ici l'expression de notre profonde gratitude pour la bienveillance qu'il nous a toujours manifestée.

Que M. le professeur Tédenat veuille bien accepter tous nos remerciements pour l'honneur qu'il nous fait en daignant accepter la présidence de notre Thèse.

Deux observations nous ont été fournies par M. le Dr Reynès, chef de clinique de la Faculté ; il voudra bien nous permettre de l'en remercier.

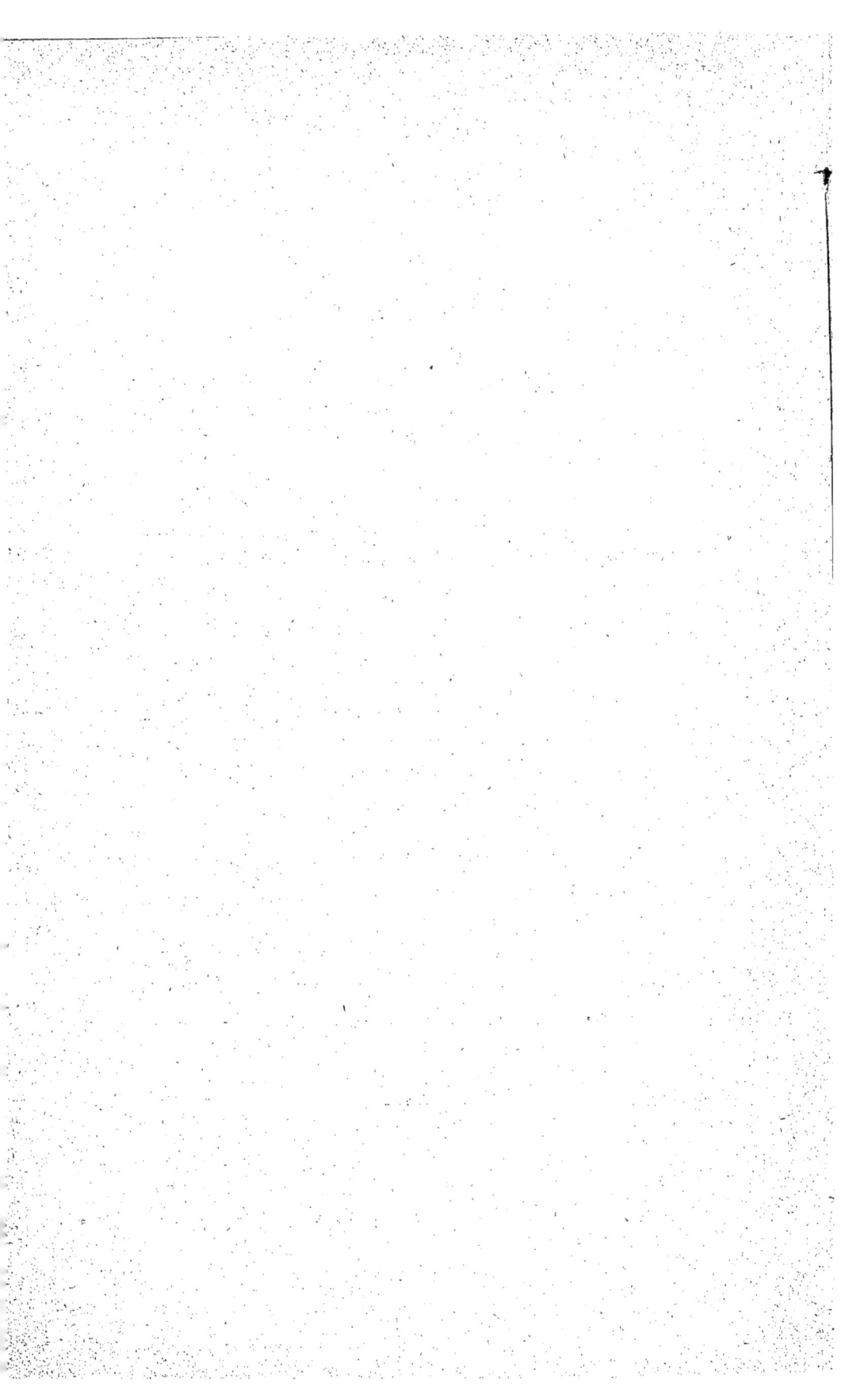

CONTRIBUTION A L'ÉTUDE

DES

FIBROMES DE LA PAROI ABDOMINALE

———∿∿∿∿∿∿∿∿———

CHAPITRE PREMIER

Historique.

————

Les fibromes de la paroi abdominale ne sont connus que depuis peu, leur histoire est toute moderne, les premières observations furent publiées il y a une quarantaine d'années.

En 1850, en effet, on compte quatre observations, qui sont : celle de Sappey, celle de Limauge et deux faits de Langenbeck.

Les deux premières observations ont été recueillies sur des hommes, alors qu'on ne rencontre les fibromes de la paroi abdominale que chez la femme.

En 1851, Bouchacourt donne une observation ; en 1855, Santesson publie un nouveau cas, et, en 1856, Paget fait connaître un cas très intéressant qui s'est présenté chez un homme.

C'est en 1860 seulement que Huguier, le premier, attira l'attention sur ces tumeurs et apporta un certain nombre d'observations qui servirent à Bodin pour édifier le premier travail d'ensemble sur la question.

En 1862, Nélaton consacre à ces tumeurs une de ses cliniques, et deux ans après paraît un mémoire de Chairon.

Les premiers travaux étrangers datent de 1865 (Cornil, Thèse de Kiel), et peu après parurent deux leçons importantes de Buntzen et Boye qui, le premier, signale les dangers du décollement du péritoine.

En 1875, la question est reprise par Tillaux, puis paraissent les importants travaux de Guyon, la thèse de Salesses, en 1876, et un travail de Nicaise, en 1878.

Les observations deviennent de plus en plus nombreuses. Citons les travaux de Sklifossowski, de Moscou (1882), d'Herzog, de Gurrier (1883), de Bruntzel et Sänger (1884), la thèse de Damalix (1886), et un mémoire de Terrillon (1888).

Enfin, cette période se termine par l'important travail de Labbé et Rémy qui a servi de base à toutes observations publiées depuis.

CHAPITRE II

Etiologie.

Les fibromes de la paroi abdominale ne sont pas fréquents. Labbé en a observé dix en 20 ans. Billroth, 16 en 25 ans. Mais un fait important à retenir est que cette affection est le triste privilège du sexe féminin. Sur 100 faits observés par Labbé et Rémy, 4 observations seulement ont été relevées chez l'homme ; ce sont les faits de Sappey, de Limauge, de Paget et de Tillaux. L'hérédité n'a guère été observée, on peut dire que ce sont des tumeurs accidentelles, et que c'est surtout à la période sexuelle de la femme qu'on les rencontre. La grossesse exerce sur ces tumeurs une influence très marquée. Damalix dans sa thèse signale les rapports des accouchements avec les fibromes de la paroi abdominale.

« Il semblerait, dit-il, que les poussées congestives lors de la menstruation et l'irritation des parois abdominales par l'utérus gravide jouent un certain rôle dans la production de ces tumeurs.

Labbé et Rémy montrent, dans leurs observations, combien sont fréquentes les relations qui existent entre le développement des fibromes de la paroi abdominale et les efforts de l'accouchement.

« Le véritable agent, disent-ils, c'est l'effort de l'accouchement. Voilà pourquoi ces tumeurs surviennent le plus fréquemment chez les femmes, car dans aucune espèce d'effort étudié en physiologie, les muscles de l'abdomen de l'homme ne sont soumis à des con-

2

tractions aussi intenses, aussi prolongées et aussi fréquemment renouvelées. »

Il est vraisemblable aussi, comme le pensaient Ebner et Herzog, que dans certains cas les traumatismes, les contusions musculaires jouent un certain rôle.

Ainsi, prédominance très marquée du sexe féminin, influence de la grossesse, ce sont là les deux points saillants de l'étiologie des fibromes de la paroi abdominale.

CHAPITRE III

Anatomie pathologique.

Les fibromes de la paroi abdominale sont presque toujours uniques. On ne connaît que trois observations où ils étaient doubles: ce sont les cas d'Huguier, de Gratzer et de Labbé.

Leur *forme* est variable, tantôt ovoïde ou arrondie, tantôt aplatie dans le sens antéro-postérieur.

Leur *consistance* est dure ; leur surface, le plus souvent lisse, peut présenter des bosselures et des mamelons.

Ces tumeurs ont un *volume* qui peut varier depuis celui d'un œuf jusqu'à celui d'une tête d'adulte, elles peuvent parfois acquérir un volume considérable. Dans un cas du service de M. Tédenat rapporté plus bas (Obs. VIII) le poids dépassait 5 kilog. Dans l'observation III la tumeur pesait 6 kil.

Les fibromes peuvent occuper comme siège un point quelconque de la paroi abdominale. Presque toujours ils siègent sous le fascia superficialis; ni la peau, ni son tissu adipeux ne donnent naissance à ces tumeurs.

Elles sont comprises, tantôt au milieu des masses musculaires qui les entourent, et alors presque toujours l'hyperplasie fibreuse se fait entre les muscles transverse, grand oblique et petit oblique, ou dans l'épaisseur des fibres de l'un de ces muscles ; tantôt elles se portent vers la cavité abdominale et se trouvent en rapport avec la séreuse péritonéale. Il est en effet fréquent de voir les fibromes se souder au péritoine et contracter avec lui des adhérences telles qu'il est difficile de les décoller sans ouvrir la séreuse.

Un point intéressant dans l'histoire des fibromes de la paroi abdominale et de grande importance pour le traitement est celui qui a trait à leur origine anatomique; Huguier et Nélaton regardaient les fibromes de la paroi abdominale comme nés du périoste; Bodin dans sa thèse (Paris 1861) accepte l'opinion d'Huguier et Nélaton Quelques années plus tard, Salesses, se déclare aussi franchement partisan de l'origine périostique.

Mais, en 1877, Guyon fait paraître un mémoire, intitulé *Fibromes aponévrotiques intra-pariétaux*, dans lequel il combat l'origine périostique et établit nettement l'origine aponévrotique de ces tumeurs. L'année suivante, en 1878, Nicaise rapporte plusieurs observations, dues à Suadicani, Billroth et Esmarch, dans lesquelles il est dit que la tumeur n'envoyait au squelette aucun prolongement.

Tillaux en 1886 extirpe un fibrome de la paroi abdominale et ne trouve pas d'adhérence à l'os. La même année, D. Mollière et Duchaussoy arrivent aux mêmes conclusions. Labbé, dans dix opérations, n'a pas rencontré le pédicule une seule fois. Dans quinze cas observés par M. le professeur Tédenat, jamais le pédicule n'a été trouvé, alors même que l'exploration clinique avait paru en démontrer l'existence (Voir obs. V).

Ainsi, bien que l'on ait longtemps soutenu que les fibromes de la paroi abdominale avaient un point de départ périostique au niveau du bassin, la discussion sévère des faits, à laquelle se sont livrés les auteurs, montre que, si le pédicule a pu être senti pendant la vie dans quelques observations, la vérification anatomique ou opératoire n'a jamais confirmé cette opinion. *Cette apparence de pédicule est due, comme l'a fait justement remarquer notre excellent maître M. le professeur Tédenat, à la tension des plans aponévrotiques.*

Donc le pédicule long et grêle n'existe pas, et il faut rejeter l'origine osseuse de ces tumeurs.

Les fibromes de la paroi abdominale sont toujours encapsulés ; ils offrent à la coupe un aspect blanc grisâtre. Le tissu dur et condensé crie sous le scalpel, les fibres qui composent la tumeur forment tantôt des couches concentriques plus ou moins épaisses, tantôt des plans assez irréguliers se présentant sous l'aspect d'un tissu plexiforme ou réticulé.

Les vaisseaux sont peu abondants dans les fibromes purs, ils sont rares et grêles. Ils deviennent, au contraire, nombreux et volumineux dans les fibro-sarcomes. De plus, si l'on considère dans ces derniers les parois vasculaires, on voit qu'elles sont formées d'éléments embryonnaires.

Histologiquement, la plupart de ces tumeurs sont constituées de faisceaux conjonctifs entrecroisés en tous sens, séparés les uns des autres par des cellules plates ramifiées et anastomosées entre elles. Ce sont des fibromes purs. Mais il y a cependant des cas dans lesquels l'examen microscopique montre, d'une façon absolue, qu'il s'adjoint quelquefois au tissu conjonctif fibreux, des éléments d'une autre nature, ces éléments surajoutés sont des cellules embryonnaires.

On peut admettre, en effet, qu'une tumeur primitivement fibreuse subisse à un moment donné la transformation sarcomateuse. N'est-ce pas ce qui arrive dans la glande mammaire, où de petites tumeurs constituées histologiquement par du tissu fibreux restent stationnaires pendant longtemps et prennent ensuite un accroissement rapide en se transformant en tissu sarcomateux ?

Il en serait de même pour les fibromes de la paroi abdominale qui, à un moment donné de leur évolution, peuvent se transformer en sarcomes (Voir observation 1 et suivantes).

Les fibro-sarcomes de la paroi abdominale sont presque aussi communs que les fibromes purs.

Ainsi donc, la présence d'éléments embryonnaires dans ces

tumeurs, leur marche rapide, nous permettent de conclure que les fibromes de la paroi abdominale sont capables de devenir malins.

On n'a pas observé de récidive, sauf dans le cas de Nicaise et dans un fait que nous rapportons, où l'on avait fait une première ablation incomplète (Voir Obs. vii). Est-ce à dire que ces tumeurs ne peuvent récidiver ? La nature sarcomateuse possible de l'affection plaide en faveur de l'affirmative. De plus peut-être le fibrome a-t-il récidivé déjà chez certaines opérées que l'on a perdues de vue après l'opération.

Enfin Marc Sée, à la Société de chirurgie en 1895, déclara avoir enlevé, il y a quelques années, un fibrome de la paroi, et dut, pour elle, ouvrir le péritoine. L'ablation fut bien complète, et la malade guérit. Elle revenait huit mois après avec une récidive. Pourtant il s'agissait bien d'un fibrome, et l'opération avait été radicale.

Première Observation (Inédite).

Due à l'obligeance de M. le professeur Tédenat.

Tumeur de la paroi abdominale ayant pendant trois ans les caractères cliniques et l'évolution lente du fibrome, puis prenant l'évolution rapide du sarcome. Cachexie et mort sans opération possible.

Mme Jeanne, P..., âgée de 25 ans, toujours bien portante. Pas de traumatisme. Deux accouchements normaux à 19 et 21 ans.

En juin 1885, elle constate une tumeur du volume du poing occupant la partie inférieure droite de l'abdomen. La tumeur ne grossit pas, est indolore.

Le Dr Phalippou est consulté en octobre. La tumeur n'a presque pas augmenté de volume. Elle est arrondie, dure, mobile, située juste au-dessus de la partie moyenne de l'arcade crurale. La malade m'est adressée en janvier 1886. Augmentation de volume légère. La tumeur intra-musculaire est indolente. Etat général excellent. Menstruation régulière. L'opération n'est pas acceptée. Au mois de décembre 1887, le Dr Phalippou fait une nouvelle tentative pour décider la malade à se laisser opérer. Elle vient me voir le 8 janvier 1888. La tumeur a les mêmes caractères : Peau saine, mobile. Augmentation appréciable; la tumeur est dure, indolore.

L'opération est encore refusée par la malade.

En avril, la tumeur augmenté rapidement de volume, avec quelques douleurs, la peau rougit et est soulevée par des bosselures qui se forment autour de la masse primitive. La malade maigrit et perd ses forces. Quand elle vient me voir pour la troisième fois, le 10 juin, elle est pâle et déjà cachectique. La tumeur occupe toute la moitié droite au-dessous de la ligne ombilicale. Elle est adhérente profondément, la peau est rouge et ulcérée par points avec suintements sanieux et hémorrhagiques. Bosselures multiples autour de la masse principale. Toute opération est impossible. Trois mois plus tard, la malade succombait cachectique avec une vaste ulcération cratériforme et sans accidents pouvant faire croire à des métastases viscérales.

Observation II.

De M. le Dr NICAISE (Thèse de Damalix),

Fibro-sarcome de la paroi abdominale. Guérison.

La nommée D... (Louise), âgée de 24 ans, marchande de vins, entre le 3 février 1886, salle Chassaignac.

Antécédents. — Père mort à 47 ans. Mère bien portante, 48 ans. Un frère en bonne santé.

De 5 à 10 ans la malade a eu par intervalles des conjonctivites peu dangereuses. Pas d'adénite cervicale. Réglée à 13 ans. Menstruation toujours régulière.

Mariée à 19 ans et demi. Une fausse couche quatre mois après. Elle se lève au bout de huit jours, alors qu'elle perdait encore du sang. Un mois après la fausse couche, péritonite. Elle fut traitée chez elle (cataplasmes, boissons glacées, sulfate de quinine), et garda le lit pendant deux mois. A l'âge de 21 ans, un enfant bien portant. Vingt-un mois après un garçon également bien portant.

Au mois d'octobre dernier, elle s'aperçut qu'elle avait dans le flanc droit une tumeur dure, indolente, de la grosseur d'une noix.

La menstruation restait néanmoins régulière.

La tumeur paraît conserver sa grosseur jusqu'au mois de décembre; à partir de ce moment elle augmente considérablement de volume.

Aujourd'hui, la tumeur occupe la région hypogastrique presque en entier.

Elle remonte à 13 centim. au-dessus de l'arcade crurale, et elle a 18 centim. dans le sens transversal. A la palpation on la sent, pour ainsi dire, sous la main, et elle paraît être tout à fait superficielle.

Elle est bilobée et située un peu à droite de la ligne médiane. On peut lui imprimer quelques mouvements de droite à gauche. Il n'existe pas de mobilité de haut en bas. Sa consistance est absolument dure.

Au toucher on constate que les culs-de-sac du vagin sont libres. Le col est légèrement porté en arrière et à droite ; son orifice admet la pulpe du doigt. Il est du reste ulcéré et granuleux. L'utérus est mobile et indépendant de la tumeur.

Le toucher rectal ne fournit aucun signe particulier. Depuis un mois, la malade a perdu du sang par la vulve à trois reprises différentes.

Opération le 27 février. — Dans l'épaisseur du petit oblique et du transverse, on trouve la tumeur, elle a la forme d'une poire à grosse extrémité tournée à gauche.

La surface externe est lisse et arrondie. Sur une coupe, la tumeur présente un aspect lardacé sur lequel tranchent des stries rosées verticales et transversales entrecroisées.

Examen histologique. — Les coupes minces faites sur des morceaux durcis par l'alcool ont montré les caractères suivants :

On est frappé à l'examen de ces coupes des différences d'aspect que présentent les diverses portions de la tumeur, même sur des points extrêmement rapprochés. En certaines régions, on ne trouve sur les coupes colorées au picrocarmin que des faisceaux du tissu conjonctif sans fibres élastiques. Toutefois, sur les pièces colorées à l'hématoxyline et traitées par l'acide acétique, on s'aperçoit que, même dans ces parties qui paraissent purement fibreuses, il y a entre les fibres conjonctives une quantité considérable de cellules fusiformes.

De plus, au milieu de portions fibreuses, on trouve des îlots de cellules rondes granuleuses, sans noyau, très vivement colorées par le carmin, qui sont des *cellules embryonnaires*. D'autres portions de la tumeur sont composées exclusivement de ces cellules embryonnaires, les unes rondes, les autres plus ou moins allongées. Enfin, dans de certains points très limités dont la consistance était plus molle, et qui avaient presque l'apparence de kystes, on trouve une structure toute spéciale. A un examen rapide, on croit voir des cellules étoilées, anastomosées par leur prolongement et plongées dans une gangue amorphe. En examinant avec plus de soin et en faisant varier l'objectif, on ne tarde pas à remarquer que les cellules sont parfaitement rondes et aplaties. Ce qu'on avait pris d'abord pour des prolongements cellulaires est un reticulum très fin, formé de fibres minces. Les cellules occupent les nœuds d'entrecroisement. C'est là une structure qui rappelle absolument celle du tissu adénoïde.

En aucun point de la tumeur on ne trouve de fibres élastiques. Les vaisseaux présentent des particularités intéressantes. Leur distribution et leur structure sont spéciales. On n'en trouve aucun dans les parties purement fibreuses. Ils occupent soit les îlots embryonnaires, qu'on trouve perdus au milieu des zones fibreuses, soit les parties qui sont composées presque uniquement de cellules, les vaisseaux ne sont pas nombreux ; mais ils ont des dimensions considérables, ils sont de forme irrégulière. Sur les coupes perpendiculaires à leur direction, ils sont allongés. Leur plus grand diamètre dépasse $0^{mm},080$. Aucun de ces vaisseaux n'a de paroi propre. Ils sont simplement limités par des *cellules embryonnaires* sans noyau qui n'ont nullement le caractère de *cellules endothéliales*.

Observation III.

Recueillie à l'hôpital Lariboisière dans le service de M. le professeur DUPLAY ; par HARTMANN, Interne du service.

Fibro-sarcome de la paroi abdominale avec adhérences péritonéales.

Mme X..., 27 ans, sans profession, entre le 9 septembre 1886 à l'hôpital Lariboisière. Cette malade a toujours joui d'une excellente santé.

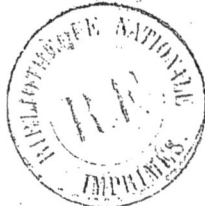

Quatre grossesses à terme. Les accouchements ont été faciles ; l'avant-dernier seul a été suivi d'une légère poussée de péritonite. Le dernier accouchement s'est passé il y a six semaines, sans le moindre incident.

C'est quelque temps avant le début de cette dernière grossesse, il y a un an environ, qu'elle a remarqué au niveau de la partie latérale droite du ventre, un peu au-dessus de l'arcade crurale, l'existence d'une tumeur dure, mobile. L'accroissement se fit graduellement. Immédiatement après l'accouchement, la tumeur augmente rapidement et en six semaines tripla de volume. En même temps elle devint douloureuse et fût le siège d'élancements. La tumeur a pris des dimensions telles, que la malade ne peut rester debout à cause de son poids. Elle est bosselée, aussi grosse que deux têtes d'adulte juxtaposées.

La peau présente, à la surface de la tumeur, un développement veineux abondant, elle est amincie en beaucoup d'endroits, mais peut être plissée partout.

Au palper, la tumeur est dure, sans la moindre élasticité en aucun point, sans fluctuation, ni ramollissement. Elle est très mobile. Nulle part *on ne sent de prolongement ni de pédicule* vers la profondeur.

Il semble donc que cette tumeur est située dans l'épaisseur de la paroi abdominale. Il suffit, en effet, de prier la malade de s'asseoir, en même temps qu'un aide résiste un peu au mouvement de flexion du tronc en avant, pour constater que la tumeur est absolument fixée par suite de la contraction des muscles grands droits.

Le toucher vaginal montre que l'utérus est petit, mobile, que les culs-de-sac sont libres. Lorsqu'on communique des mouvements à la tumeur, ils ne se transmettent nullement à l'utérus.

Les caractères de la tumeur sont de nature à faire soupçonner l'existence d'une de ces tumeurs constituées par des masses de tissu fibreux, en voie d'évolution plus ou moins rapide.

Certains détails de l'évolution du néoplasme engagent toutefois à ne pas le considérer comme un fibrome pur, et, se basant sur l'augmentation de volume survenue depuis la grossesse, sur l'existence de dònleurs lancinantes, M. Brun porte le diagnostic de fibro-sarcome en voie d'évolution rapide.

Quels sont les rapports exacts de la tumeur avec le péritoine ? Bien qu'il soit impossible de rien affirmer à cet égard, on soupçonne des rapports avec la séreuse.

Opération le 25 septembre. On fait sur la ligne médiane une incision étendue de l'appendice xiphoïde au pubis, sans intéresser la surface de la tumeur qui est parcourue de veines abondantes et très volumineuses. On décolle de chaque côté la peau et le tissu cellulo-adipeux sous-cutané, sans rencontrer à découvert les limites latérales du néoplasme. La peau étant décollée du côté droit, on voit à la surface de la tumeur, et se confondant bientôt avec elle, les fibres de l'aponévrose du grand oblique. On fait sur cette aponévrose une incision longitudinale, mais cette incision met à nu les fibres du petit oblique.

Ce muscle, incisé à son tour, et la cavité péritonéale ouverte, on constate qu'adhérente à la face profonde de la paroi, la tumeur plonge dans la cavité abdominale et y fait une saillie au moins aussi accentuée que celle qu'elle dessine à l'extérieur. La main, introduite dans la cavité péritonéale, ayant permis de constater l'absence d'adhérences avec les parties profondes, l'incision musculaire primitive est agrandie et ramenée autant que possible vers la ligne médiane, et un mouvement de bascule exécuté lentement, permet l'énucléation du néoplasme, qui n'est plus retenu que par ses adhérences à la moitié gauche de la paroi. Ces adhérences étant absolument intimes, section au ciseau des parties saines à leur voisinage, et la tumeur est ainsi détachée avec la portion de la paroi avec laquelle elle se trouvait confondue. Grâce à l'emploi de nombreuses pinces à forcipressure et de longues pinces courbes, la perte de sang a été relativement minime.

Après l'application de quelques ligatures, suture de la paroi musculo-péritonéale à l'aide de nombreux fils de catgut, *mais cette suture est rendue difficile en raison de l'étendue de la surface pariétale qui faisait corps avec le néoplasme et qui a du être réséqué avec lui*. Suture de la peau au fil d'argent.

Deux forts drains sont placés au-dessous de la peau décollée et ressortent par deux points placés aux points les plus déclives de ce décollement. Pansement de Lister. Malade très pâle après l'opération. Deux grammes d'éther sont injectés sous la peau. Vers deux heures, elle est revenue à elle, et se plaint de vives douleurs abdominales. Injection sous-cutanée d'un centigramme de morphine en deux fois, à trois heures d'intervalle ; soif vive, champagne et glace. Le soir 38°,5.

26. Temp. 38°,8. Quelques nausées sans vomissements, malade affaissée. On continue glace, champagne ; deux centigrammes et demi de morphine sont donnés dans les 24 heures par injection sous-cutanée.

27. Temp. 39° le Matin, 39°,2 le soir. Elle a vomi à plusieurs reprises le champagne qu'on lui donnait. Même traitement.

28. Temp. 39°,5 le matin, 40°,3 le soir. Vomissements bilieux se répètent. Mort dans la nuit.

A l'autopsie, gros caillot cruorique au devant de la masse intestinale la cachant en partie. Vascularisation des anses, sans exsudat en aucun point. Rien à l'examen des divers viscères.

Examen de la tumeur — La tumeur *pèse 6 kil.*

Sur une coupe, c'est un tissu d'une apparence sarcomateuse parcouru par des travées fibreuses peu épaisses. Du côté péritonéal, la tumeur a une surface lisse, régulière, en tout semblable au péritoine sain. Du côté de la peau, elle est nettement limitée par une sorte de membrane fibreuse qui l'entoure et dont on ne peut la décapsuler. Sur les parties latérales on voit s'insérer les muscles qui disparaissent complètement à son niveau.

Examen histologique. — La tumeur présente la structure ordinaire des sarcomes fasciculés avec une grande prédominance d'éléments embryonnaires jeunes, dont la présence explique la marche rapide.

1° A la périphérie de la coupe, on voit les faisceaux musculaires sains, mais aplatis et comprimés en longues bandelettes sinueuses. Entre les faisceaux apparaissent les fascicules conjonctifs dissociant finement les fibres ; celles ci disparaissent bientôt par plans, formant des îlots musculaires bien nettement striés au sein de la masse néoplasique.

2° Au milieu des cellules embryonnaires, fascicules conjonctifs enchevêtrés, présentant, au hasard de la coupe, l'apparence de tractus ou de tourbillons.

3° La portion en rapport avec le péritoine. Prédominance des éléments embryonnaires. Sur les trois ordres de coupe on remarque des vaisseaux nombreux, béants, analogues à des sinus, sans parois propres, limités par les cellules embryonnaires du sarcome.

Observation IV (Inédite).

Recueillie dans le service de M. le professeur TÉDENAT.

Fibrome de la paroi abdominale.

Le 21 décembre 1890, est entré dans le service de M. le professeur Tédenat, la nommée Anna X... C'est une jeune femme de 29 ans, de bon aspect général et dont la santé a toujours été bonne.

Elle a toujours été réglée régulièrement. Deux accouchements normaux, dont le dernier remonte à deux ans. Cette femme entre à l'hôpital pour une tumeur abdominale dont le développement a été rapide. Cette tumeur, aujourd'hui très volumineuse, a débuté il y a 8 mois à peine, elle a progressé rapidement sans provoquer la plus légère douleur, sans déterminer le moindre trouble. L'état de santé général est resté bon, et, si la malade entre à l'hôpital, c'est surtout l'accroissement de sa tumeur qui l'y décide.

Description de la tumeur. — La tumeur côtoye la ligne médiane de l'ombilic à la région épigastrique et la dépasse même un peu en quelques endroits. En haut, elle arrive au rebord cartilagineux des côtes; en dehors sa limite est sur une ligne parallèle à l'axe médian du corps, qui partirait de l'épine iliaque antéro-supérieure. La tumeur est arrondie, la peau apparaît avec ses caractères normaux, lisse sur la tumeur. On peut passer les doigts profondément en arrière de la tumeur, soit du côté interne, soit du côté externe. La tumeur est mobile, et on sent que sa paroi postérieure est arrondie comme sa paroi extérieure. Quand on fait contracter les muscles de la paroi abdominale en faisant asseoir la malade, la tumeur est fixée; par en bas *on ne sent aucun prolongement ou pédicule* se dirigeant vers le rebord osseux du bassin ou vers l'arcade de Fallope. Dans le grand diamètre, la tumeur a 0ᵐ,16; dans le transverse 0ᵐ,15; elle est très dure.

Opération le 25 décembre. — Anesthésie au chloroforme bonne après piqûre d'atropomorphine. Lavages antiseptiques du champ opératoire. Incision suivant le grand axe de la tumeur; décollement de la tumeur, qui est développée en arrière du muscle grand oblique, elle est facilement enlevée. La tumeur, nettement ovale, est un fibrome pur avec çà et là des vaisseaux entourés de masses embryonnaires.

Légères hémorrhagies nappiformes arrêtées par des blocs d'ouate appliqués sur la région en faisant une légère compression à pleines mains. Sutures de l'aponévrose et du muscle au catgut, 7 points.

Lavages très chauds créolinés. Sutures entrecoupées de la paroi. Poudre d'iodoforme. Ouate en abondance. Pansement progressif.

27. La malade dit qu'elle n'a pas souffert après l'opération. Pas de vomissements. Temp., soir 40°. Pouls 120. La langue est un peu sèche et saburrale. La malade ne souffre pas, elle se plaint simplement d'une légère céphalalgie.

28. Etat général assez bon, un peu de fièvre cependant, mais la malade ne se plaint d'aucune façon, on défait le pansement et on tombe sur une plaie sèche, idéalement propre. Les points de suture sont enlevés. Pansement. Temp. 38°. Pouls 136. La malade a été purgée hier et est allée à la selle. Diète.

29. Temp. 39°,7. La malade ne souffre pourtant pas, sa céphalalgie aurait même disparu. Au niveau du pli de l'aine du côté gauche, on voit de la rougeur avec induration, sur une grande étendue.

Cette rougeur érysipélateuse s'est accrue petit à petit.

Badigeonnage de la surface avec:

| Alcool | 100 | ou | Eau distillée | 10 |
| Acide phénique | 10 | — | Biiodure Hg | 0,03 |

30. Pouls matin 140. La poussée érysipélateuse du pli de l'aine gauche est partie des parties génitales, la grande lèvre correspondante est œdématiée, indurée, ainsi que la hanche au niveau du grand trochanter.

Le pourtour de la suture est absolument indolore. Badigeonnage. Garus 60 gram. On met une couche de pommade iodoformée sur plaque érysipélateuse. Pansement. Quinine 0,80, antipyrine 2 gram. *en cachets*.

2 Janvier. L'état général est bon, le pansement est enlevé, on constate que la plaque érysipélateuse s'est étendue du côté de la plaie, qui par la pression laisse suinter un liquide roussâtre, fétide se faisant issue vers le milieu de la ligne réunie.

Incision au bistouri à 5 centim. au-dessous de l'extrémité inférieure de la plaie qui donne issue à une quantité très abondante de sérosité purulente, couleur de chocolat très fétide, forme gazeuse. La plaie est respectée, aucun point de suture n'a cédé, sauf au milieu de la ligne, qui donne issue à l'eau de lavage qui ressort claire.

Contre-incision sur le flanc gauche, incision sur la ligne médiane à 10 centim. au-dessus de l'ombilic, une autre au-dessous. Par la première incision on peut enlever un petit bloc de tissus sphacélés. On place un drain qui va de l'incision qui donne issue au pus à celle qui est au-dessus du pubis. Un deuxième va de l'incision principale à celle qui a été faite sur le flanc gauche ; enfin un troisième va du milieu de la ligne suturée, à celle qui est à 10 centim. au-dessus de l'ombilic. Les extrémités des drains sont retenues par des épingles anglaises. Irrigations très abondantes créolinées par les drains.

On a l'explication de cette complication : Cette femme a été opérée dans une salle où, huit jours avant, on avait opéré un malade qui avait une gangrène gazeuse sphacélique de la face.

Applications de compresses antiseptiques chaudes sur la paroi abdominale. Le soir, lavage abondant créoliné. On change les compresses créolinées toutes les heures. Garus 150 gram.

3. La température s'abaisse, le pouls est à 90, la langue est rouge, pas saburrale. La malade supporte bien l'injection. Nouveau lavage. Le pus qui sort par les drains est peu abondant, bien lié, de bonne nature, la rougeur des téguments disparaît, compresses créolinées.

4. On continue les lavages. Peu de pus, de bonne nature. On donne garus et quinine. Le pouls est à 120.

5. Lavages créolinés comme les jours précédents. Bonne alimentation. On continue garus. Pouls 100. Etat général très bon.

7. Nouveau lavage créoliné, les drains sont enlevés. Etat général excellent.

9. Temp. matin 37'. Pas de malaises. Diarrhée depuis hier.

11. Diarrhée disparue. Pas de douleurs. Etat général très bon. On fait toujours des lavages.

13. Les contre-incisions pour les drains sont cicatrisées. L'incision principale seule donne un peu de pus bien lié.

20. On fait toujours des injections. L'incision principale reste à cicatriser.

10 février. Guérison complète. Tout est cicatrisé. Etat général excellent.

Observation V (Inédite).

Recueillie dans le service de M. le professeur TÉDENAT à l'hôpital Suburbain.

Fibrome de la paroi abdominale chez une femme probablement enceinte. Extirpation avec déchirure du péritoine. Infection par le second pansement. Cicatrisation rapide.

Mme L..., 23 ans, deux enfants, le dernier il y a cinq mois, est entrée le 28 juillet 1891 à l'Hôpital Suburbain, dans le service de M. le professeur Tédenat. Règles toujours régulières, durant trois ou quatre jours, d'une abondance moyenne; depuis un peu plus d'un mois, la malade n'a rien eu, ce qui lui fait supposer qu'elle est enceinte.

Il y a deux ans, au moment où elle sevra son dernier enfant, elle sentit dans le flanc droit une douleur légère qui ne revenait que pendant les efforts; à cette même époque, elle s'aperçut à ce niveau de la présence d'une petite tumeur.

Cette tumeur s'accrut lentement pendant dix-neuf mois, sans déterminer d'autres troubles que la douleur signalée. Il y a un an, la malade consulta M. Augé, de Narbonne, qui porta le diagnostic de fibrome de la paroi abdominale.

Depuis cinq mois, l'augmentation de volume a été beaucoup plus rapide ; en même temps, la malade ressentait de temps à autre des douleurs lancinantes, spontanées au niveau de la tumeur.

État actuel. — État général bon ; l'appétit est conservé ; la malade n'éprouve pas d'autres troubles qu'un sentiment de pesanteur dans le flanc et une douleur revenant de temps à autre au repos et surtout pendant les efforts.

La tumeur développée dans le flanc droit a le volume d'une tête de fœtus ; elle a son grand axe parallèle à l'arcade crurale ; elle dépasse en haut l'épine iliaque antéro-supérieure ; en bas, elle arrive jusqu'à l'épine du pubis ; son bord inférieur arrive presque au contact de l'arcade crurale.

La tumeur est dure, légèrement douloureuse, mobile quand l'abdomen est en repos, immobile quand il est contracté ; elle fait sous la peau une très forte saillie et est manifestement contenue dans la paroi. La peau est mobile.

Un pédicule très réel paraît rattacher la tumeur à la crête iliaque près de l'épine.

Opération le 31 juillet. — L'avant-veille bain, la veille purgation, le matin lavement. Piqûre de 0,01 de morphine et de 1/2 milligramme d'atropine.

Anesthésie à l'éther assez rapide avec réveil calme et conscient.

Une longue incision parallèle au grand axe et débordant largement la tumeur permet d'arriver rapidement sur elle en écartant et divisant un plan musculaire.

La tumeur est alors énucléée successivement en haut, en bas, en dedans et en dehors ; on remarque que les fibres paraissent adhérer à la tumeur surtout en dedans, où la dissection est ainsi rendue assez difficile ; cette adhérence existe aussi en arrière, assez forte pour déchirer le péritoine pendant que l'on décortique la tumeur ; on lie deux ou trois artères pariétales. La tumeur pèse 725 gram.

Il n'y a pas trace de pédicule.

La déchirure péritonéale, assez large, est réunie par un plan de suture continue à la soie. Les tissus sont ensuite réunis par des points

3

profonds entrecoupés et par des points superficiels ; on draine la plaie avec une languette de gaz iodoformée qui sort par son extrémité inférieure.

Pansement compressif.

Extrait thébaïque 0,06 en trois pilules.

Le soir, temp. 37°,9 ; Pouls 100.

Pas de douleurs ni de vomissements.

1er août. Temp. matin 37°,9 ; le soir 38°,3.

Pouls matin 108, soir 120.

Quelques douleurs abdominales. Pas de gaz, ni nausées, ni vomissements.

2. Temp. soir 37°,8.

Pouls 126.

3. Plus de douleurs, gaz abondants, ni nausées, ni vomissements.

Temp. matin 37°,5 ; le soir 37°,5.

Pouls le soir 120.

13. On enlève les points de suture et le drain de gaze. Il s'est formé une cavité remplie de sérosité sanguinolente, mais pas de pus. Compression.

18. Pansement ; pus abondant, néanmoins la poche paraît se recoller.

24. Pansement, le pus un peu moins abondant.

La malade sort le 2 septembre.

La cicatrisation est à peu près complète. Il n'y a presque plus de sécrétion purulente. La malade, revue par M. le professeur Tédenat en décembre 1894, jouissait d'une parfaite santé. Pas de récidive. Pas le moindre affaiblissement de la paroi au niveau de la cicatrice.

Observation VI (Inédite).

Due à l'obligeance de M. le professeur Tédenat.

Fibrome du muscle droit de l'abdomen. Résection du péritoine. Guérison par réunion immédiate.

Octavie C..., 37 ans, sans antécédents pathologiques. Réglée régulièrement depuis l'âge de 13 ans. Deux grossesses avec accouchements normaux à 24 et 28 ans.

Il y a un an environ, la malade s'est aperçue, par hasard, d'une tumeur arrondie du volume du poing, siégeant à droite de l'ombilic. Sur les conseils d'un médecin, elle a pris de l'iodure de potassium et appliqué diverses pommades pendant trois ou quatre mois. Elle y a gagné une stomatite mercurielle avec contraction des muscles masticateurs, mais la tumeur a continué à se développer très rapidement dans ces deux derniers mois. Elle consulte M. le professeur Tédénat, le 10 octobre 1891. — Etat général bon. La tumeur, du volume des deux poings, ayant son centre à peu près exactement sur la ligne horizontale, qui passe par l'ombilic est tout entière située à droite de la ligne médiane du corps. Les téguments sont normaux et glissent sur la tumeur, qu'on peut presque entièrement contourner avec la main et soulever avec la paroi abdominale assez flasque.

La tumeur se fixe quand on provoque la contraction des muscles abdominaux, et alors ses limites inférieures et supérieures sont masquées par le relief du muscle droit. Elle paraît contenue dans la gaîne et même dans l'épaisseur de ce muscle. M. le professeur Tédenat diagnostique un fibrome avec la réserve d'une transformation sarcomateuse possible, à cause de sa croissance rapide dans ces derniers mois. L'opération est pratiquée le 14 octobre, après une antisepsie soignée. M. Spatharos éthérise la malade.

Incision longitudinale sur le milieu de la tumeur. Il faut sacrifier une bonne portion du feuillet antérieur de la gaîne fibreuse du muscle droit, dont les fibres s'insèrent étalées sur la tumeur. En arrière, décollement difficile ; un trou de 3 à 4 centim. de diamètre est fait au péritoine malgré toutes les précautions prises. Il est suturé au catgut. Suture perdue des plans profonds avec le catgut chromique et des téguments avec des fils métalliques.

La guérison a lieu par réunion immédiate ; le premier pansement a lieu le 22 octobre, même abcès du volume d'un pois au niveau du point de suture le plus inférieur. La température a atteint 39°,5 le lendemain de l'opération ; un purgatif donné le deuxième jour a fait tomber la fièvre et le thermomètre a oscillé entre 37 et 37°,8.

La tumeur était constituée par un fibrome dur, de texture uniforme. Vaisseaux très rares au centre, assez nombreux dans les plans superficiels de la face profonde.

M. le professeur Tédenat a revu la malade au mois de mars 1895.
Pas de récidive, mais léger affaiblissement de la paroi au niveau de la
cicatrice. Il n'y a pas de véritable saillie, même quand la malade fait
effort, mais la résistance paraît un peu diminuée.

Observation VII (Inédite).

Due à l'obligeance de M. le Dr REYNÈS, Chef de clinique et recueillie par lui dans
le service de M. le professeur TÉDENAT.

Fibro-sarcome de la paroi abdominale. Récidive.

Mme X...., âgée de 53 ans. Aucun antécédent héréditaire. Pas de
maladie grave antérieure. Réglée à 13 ans, Mariée à 20 ans. Un enfant
à terme à 22. Deux fausses couches à 3 mois. Règles supprimées à
47 ans.

Maladie actuelle :

S'est aperçue il y a quatorze mois d'une petite tumeur indolore,
mobile sous la peau, nageant dans la paroi abdominale du côté droit,
un peu au-dessus et à 1 ou 2 cent. en arrière de l'épine iliaque
antéro-supérieure. Cette tumeur a grossi peu à peu.

Une première opération incomplète fut faite en ville le 20
avril 1895.

De nouveau la tumeur a augmenté. Actuellement la tumeur, mobile
dans la paroi abdominale, se ramollit ; la peau amincie, luisante,
rouge, est sur le point de s'ulcérer, à la palpation elle donne une sen-
sation pâteuse, mollasse.

Volume.— Plus allongée dans le sens antéro-postérieur (14 à 15
centim.) ; diamètre vertical (7 à 8 cent.). Pas de ganglions à l'aine.
— Pas de douleurs. — Etat général bon. — Rien au cœur.

Opération 21 janvier 1896.— Ablation totale de la tumeur. Sutures
métalliques.

Examen de la pièce. — La tumeur est en totalité située sur l'aponévrose du muscle grand oblique du côté droit ; en un point elle y
adhère et on doit enlever une portion des fibres musculaires.

Le petit oblique, le transverse, sont au-dessous de la tumeur.

La tumeur présente, en certains endroits, les caractères du sarcome: masse lobulée, encapsulée dans une coque fibro-conjonctive ; en d'autres points la tumeur est complètement dégénérée et présente des îlots granulo-graisseux.

Les portions dégénérées évoluaient vers la peau, laquelle était amincie et violacée, mollasse, réduite à une épaisseur presque insignifiante sur le point de s'ulcérer.

Pas de pédicule reliant la tumeur aux os.

L'opération, ayant à peine entamé une faible portion du gland oblique, a donc été très bénigne et facile.

1ʳᵉ Pansement, 29 janvier. Cicatrice en parfaite voie, tous les fils sont enlevés. La malade sort guérie au 20ᵉ jour.

Deuxième récidive. — La malade entre de nouveau à la salle Fuster, le 22 juin 1896, c'est-à-dire quatre mois après sa seconde opération. La tumeur a récidivé sur place, elle est formée par deux ou trois lobes ramollis recouverts par une peau amincie et violacée; indépendamment de ces lobules on sent au-dessous une tumeur plus large. L'état général est assez bon. Pas de douleurs. Pas de ganglions.

25 juin. Opération par M. le professeur Tédenat. Anesthésie au chloroforme.

La tumeur est assez étendue, il faut faire une vaste brèche dans les muscles pour tout enlever. La néoplasie siège dans les muscles. Sur une petite portion, la tumeur s'est étendue, jusque vers la graisse sous-péritonéale. Cette vaste plaie est rétrécie par quelques points de sature, mais elle ne pourra se fermer que par bourgeonnement secondaire. Pansement avec de la gaze au salol et compresses humides. Six jours après, on enlève le pansement, qui est renouvelé à 2 ou 3 jours d'intervalle. La plaie bourgeonne, granule, a bon aspect, et, malgré une légère atteinte de diarrhée cholériforme, la malade paraît en parfaite voie de guérison.

Observation VIII (Inédite).

Recueillie par M. le Dʳ Reynès, dans le service de M. le professeur Tédenat.

Fibrome sous séreux de la paroi antérieure de l'abdomen pesant 3080 grammes
Résection du péritoine. Guérison.

Mᵐᵉ L..., 32 ans, entrée le 17 mai 1896. Réglée à 16 ans, mariée
à 20 ans. Cinq enfants tous nourris par la mère. Le dernier accouchement remonte à un an.

Il y a deux ans, elle s'est aperçue d'une tumeur ayant le volume
double d'un œuf occupant la ligne médiane au-dessus du pubis, peu
saillante. Depuis deux ou trois mois, la tumeur a pris un développement très rapide. La malade est forte, grasse, facilement essoufflée.
Artères petites, dures. Quantité d'urine faible variant de 300 gram.
à 600 gram. avec une quantité d'urée qui oscille autour de 6 à 8 gram.

La tumeur, arrondie, fait une saillie peu marquée en avant. Elle se
termine en haut au niveau de l'ombilic, en bas elle arrive presque au
pubis. Elle dépasse à peu près également à droite et à gauche la ligne
médiane.

Introduit dans le vagin, le doigt sent la tumeur en forte saillie dans
l'excavation, rejetant l'utérus en rétroversion complète. Il faut une
attention grande pour constater qu'elle est en simple contiguité avec
la face antérieure du corps utérin. Le doigt, prenant sur la face profonde de la tumeur à travers la paroi vaginale, la soulève et constate
une fixité relative de la partie inférieure à 2 ou 3 centim. au-dessus
du pubis. Il y a une zone de fixation de plusieurs centimètres en carré.
Légère mobilité transversale, peu ou point diminuée par la contraction
des muscles abdominaux antérieurs. La tumeur n'est certainement
pas incluse entre les plans musculaires.

A cause de la saillie considérable du néoplasme dans la cavité pel-
vienne, de sa mobilité relative dans ses trois quarts supérieurs, le
diagnostic reste hésitant entre une tumeur profonde de la paroi ou
une tumeur intra-abdominale certainement non utérine.

Utérus plutôt petit avec quelques kystes de Naboth sur les lèvres
du col. Annexes gauches saines. Annexes droites non perceptibles.

Opération le 27 *mai.* — Incision sur la ligne médiane. Tumeur en arrière de la gaîne des deux muscles droits, adhérente au péritoine fenêtré à la partie supérieure de la tumeur sur une hauteur de 5 centim. et une largeur de 2 centim. en haut de l'incision, de 4 centim. à sa partie moyenne, à 2 ou 3 centim. au-dessus du pubis sur une étendue de 2 à 3 centim. en carré, adhérences dures au fascia sous-péritonéal. M. Tédenat désinsère les deux muscles droits, dont les fibres restent indépendantes de la tumeur. Deux ou trois ligatures sur des vaisseaux petits. Suture de la brèche péritonéale : il reste une fenêtre de 2 centim. environ à la partie supérieure de l'incision. Suture métallique comprenant les téguments et les plans fibro-musculaires. Affrontement excellent.

Du 27 mai au 3 juin, apyrexie, mais pouls rapide, dyspnée, céphalalgie. Ces accidents sont d'origine urémique : pas d'urine (300 gram.), pas d'urée (5 à 8 gram.) albuminurie notable. Des lavements matin et soir augmentent la quantité d'urine et améliorent l'état de la malade (4 juin).

5 juin. La réunion paraissait parfaite. Ce matin 39°,8. Par un point de la cicatrice s'écoule une quantité notable (250 gram. environ) de sang sanieux. Lavage, drain.

Guérison parfaite le 16 juin. Toujours peu d'urée et albuminurie.

La tumeur est un fibrome type avec quelques îlots rouges, mous, peut-être sarcomateux.

CHAPITRE IV

Symptomatologie.

———

Le début des fibromes est rarement observé ; il est lent, silencieux. Les malades découvrent ces tumeurs par hasard, quand le développement en est assez considérable.

L'inspection du ventre permet de constater une saillie de volume variable, sans changement de coloration à la peau siégeant le plus souvent à la partie inférieure de l'abdomen, au-dessus de l'arcade crurale, au niveau des fosses iliaques.

Cette tumeur, presque toujours indolente, est habituellement latérale, dure au toucher, mate à la percussion, mobile sous la peau. Cependant il est un signe pour ainsi dire pathognomonique de ces tumeurs, c'est leur *immobilisation* quand on fait contracter les muscles de la paroi abdominale.

Lorsque le fibrome a acquis un certain degré de développement, on peut voir apparaître des troubles fonctionnels. Ces troubles sont de deux ordres.

Ce sont d'un côté des symptômes douloureux ; de l'autre, les signes dus à la compression des organes voisins.

Les douleurs sont intermittentes, exagérées à la pression ; dans certains cas, elles peuvent faire absolument défaut.

La compression des viscères peut se faire du côté de l'estomac, de l'intestin ; de là une gêne de l'alimentation compromettante pour la vie.

———

CHAPITRE V

Marche et Pronostic.

Les fibromes de la paroi abdominale restent longtemps petits et stationnaires, puis ils s'accroissent d'une façon rapide.

La grossesse paraît jouer un certain rôle dans le développement de ces tumeurs.

Le pronostic est des plus favorables.

Nous pensons cependant que ces tumeurs, généralement bénignes, peuvent devenir malignes, c'est-à-dire nous croyons que le tissu fibromateux qui les caractérise peut évoluer dans un sens histologique différent et passer au sarcome.

Nous citons, comme exemple, le cas de cette jeune femme qui, ayant un fibrome mobile, refuse l'opération ; quelques mois après, le volume de sa tumeur a triplé, son fibrome a subi la dégénérescence maligne (voir observation I), souvent aussi les fibromes de la paroi abdominale contractent avec le péritoine des adhérences intimes, et dans ces cas il est matériellement impossible de séparer la tumeur du péritoine ; on ne peut l'enlever en totalité sans ouvrir et même réséquer la séreuse dans de notables proportions. Il est même possible que la séreuse enflammée prenne des adhérences avec l'épiploon, l'intestin, l'estomac et la vessie.

Il est donc important de pratiquer l'ablation de ces fibromes, le plus tôt possible ; car, s'il est aujourd'hui permis, avec les moyens antiseptiques que nous possédons, d'ouvrir le péritoine, il est bon aussi d'opérer, si l'on veut éviter de grandes pertes de substances, avant que la tumeur ait acquis un grand développement et contracté des adhérences avec la séreuse. De plus, il faut redouter l'hémorrhagie considérable qui résulte de la blessure des grosses veines qui rampent à la surface des tumeurs volumineuses, qui, généralement, sont des fibro-sarcomes.

CHAPITRE VI.

Diagnostic.

Le diagnostic des fibromes de la paroi abdominale peut, dans certains cas, présenter des difficultés; cependant la situation superficielle de la tumeur, sa mobilité dans les différents états de relâchement et de contraction des muscles de la paroi, la possibilité de la bien circonscrire, sont des probabilités pour faire croire à son développement dans la paroi.

Ce qu'il faut surtout rechercher, dit Labbé : « c'est l'immobilisation de la tumeur pendant la contraction des muscles de l'abdomen ». Ce signe pourra toujours être perçu, à moins que le volume de la tumeur ait dépassé la moyenne.

On n'oubliera pas de s'assurer, par le toucher vaginal combiné à la palpation ventrale, que la tumeur n'a aucun rapport avec les organes génitaux, c'est un point de recherche important, car quelquefois des tumeurs fibreuses de la paroi abdominale ont été prises pour des fibromes utérins.

On pourrait encore confondre les fibromes de la paroi avec :

Les *enchondromes*; mais ceux-ci se caractérisent par leur dureté de plus ils sont bosselés, le fibrome est lisse.

La tumeur des ligaments ronds a un siège tout spécial.

Le lipome intra-musculaire est rare, il siège en général dans le tissu sous-cutané.

Une fois l'existence de la tumeur constatée dans l'épaisseur de la paroi abdominale, il faudrait s'assurer qu'elle y est limitée.

S'il y a des rapports qu'un chirurgien doit se préoccuper de préciser pour un néoplasme pariétal, ce sont les rapports avec le péritoine. Malheureusement il est souvent fort difficile de déterminer si le fibrome fait ou non corps par sa face profonde avec le péritoine adjacent.

Quant à savoir si la tumeur a contracté des adhérences avec les organes profonds, les difficultés sont insurmontables.

On ne pourrait, en effet, légitimement rien déduire, au point de vue des adhérences, des désordres viscéraux du côté de l'intestin, de l'estomac, de la vessie, car ces accidents pourraient bien être imputables à la compression exercée par la tumeur.

Il est donc impossible de se renseigner avant l'opération sur les adhérences d'une tumeur fibreuse soit avec le péritoine, soit avec les viscères.

Les tumeurs de la paroi abdominale, dont le diagnostic avec les fibromes de cette paroi sont d'une utilité pratique, sont les sarcomes.

Elles peuvent avoir toutes deux le même siège.

Elles surviennent au même âge de la vie.

Cependant on peut dire que le fibrome est généralement limité, le sarcome est diffus.

Le fibrome ne trouble pas la santé générale.

Ce sarcome infecte l'économie.

Le fibrome a une marche généralement lente ou à plusieurs temps, le sarcome a une marche continue et rapide.

Enfin, il y a quelques années, M. le professeur Tédenat observa une *gomme syphilitique* qui fut prise pendant longtemps pour un *fibrome de la paroi*. Mais les antécédents de la malade, qui eut plusieurs avortements, les accidents syphilitiques observés chez le mari, mirent M. Tédenat sur la voie du diagnostic.

Il institua le traitement (frictions mercurielles, iodure et mercure), a tumeur disparut.

CHAPITRE VII

Traitement.

___

Les anciens chirugiens, vivement préoccupés de la possibilité de la blessure du péritoine au cours de l'ablation des fibromes de la paroi abdominale, employaient des moyens médicaux tels que les fondants, les pommades résolutives, et des moyens chirurgicaux qui étaient les sétons en croix, les cautères.

Plus tard, à l'époque où l'on considérait le fibrome pariétal comme une tumeur pédiculée à l'os iliaque, et qu'on attribuait au pédicule des propriétés nutritives, on chercha à les séparer de leur point d'origine, espérant ainsi les anéantir, en les privant de leurs vaisseaux nourriciers. La ligature sous-cutanée du pédicule fut faite par Richet.

Mais ces divers procédés ne donnèrent aucun résultat : aussi sont-ils tombés justement dans l'oubli, et n'ont-ils plus aujourd'hui qu'un intérêt historique.

On reconnaît actuellement que l'extirpation des fibromes est le seul traitement curatif.

Quelles sont les indications, et quelles sont les contre-indications de l'ablation des fibromes ?

Pour la grande majorité des chirurgiens, tous les fibromes doivent être opérés, quel que soit leur volume, à part les contre-indications tirées de l'âge, de la grossesse, du mauvais état général.

Cependant Trélat et Segond conseillent de n'intervenir que si l'on a la main forcée par la douleur, par des phénomènes de compression viscérale, par une évolution rapide du néoplasme.

L'argument qu'ils invoquent, c'est la blessure du péritoine. Aujourd'hui avec les méthodes antiseptiques, les chirurgiens redoutent moins qu'autrefois la blessure du péritoine; il est bon cependant de connaître toutes les difficultés que présentent les adhérences de la tumeur avec le péritoine.

Damalix cite trois cas de péritonite mortelle, Labbé a réuni sept cas de mort par péritonite primitive.

Il est vrai que dans trois cas la péritonite n'était qu'un accident secondaire provoqué par la rétention des liquides septiques, enfin trois autres cas datent d'avant la période antiseptique.

Les accidents observés ne doivent donc point arrêter le chirurgien; car si l'on n'opère pas, la tumeur fibreuse qui est petite grossira et contractera des adhérences, mais il faut prendre des précautions. Deux moyens excellents sont à la disposition du chirurgien pour prévenir les accidents de péritonite ou de rétention : l'*antisepsie rigoureuse* et le drainage, il faut enfin intervenir le plus tôt possible.

Nous devons encore signaler une autre difficulté dans l'extirpation des fibromes de la paroi abdominale, c'est l'hémorrhagie considérable qui résulte de la blessure des grosses veines qui rampent à la surface des tumeurs volumineuses. Dans ces cas nous dirons avec Labbé qu'on ne doit pas perdre son temps à faire l'hémostase, mais énucléer le plus vite possible, pendant que des aides munis d'éponges font de la compression sur les points qui saignent.

Observation IX.

Duret et Leplat. Bulletin de la Société anatomo-clinique de Lille, 1886.

Fibro-sarcome volumineux de la paroi abdominale. Ablation. Difficultés de l'hémostase dues à la rétraction profonde d'artères musculaires. Adhérences de la tumeur au péritoine. Hémorrhagies secondaires. Mort.

La nommée Honorine Q..., âgée de 32 ans, ne paraît pas avoir d'antécédents néoplasiques dans sa famille; elle-même n'accuse d'autre maladie antérieure qu'une fièvre typhoïde à l'âge de 20 ans.

Il y a un an, elle s'aperçut par hasard d'une petite grosseur du volume d'un œuf de pigeon, siégeant sur le côté gauche de l'abdomen, à 10 centim. de l'ombilic environ et à son niveau. Cette tumeur s'accrut peu à peu jusqu'à prendre des proportions assez considérables pour gêner la malade dans l'exercice de sa profession. La tumeur n'a jamais été douloureuse, mais la malade dit s'être légèrement affaiblie depuis quelques mois. L'état général n'a cependant jamais été troublé d'aucune façon : elle ne tousse pas, elle mange et digère bien, la menstruation est restée régulière.

Elle entre à l'hôpital de la Charité, dans le service de M. Duret, le 15 juin 1886, et demande une intervention.

A ce moment, on constate, sur le côté gauche de l'abdomen, une tumeur s'étendant du rebord des fausses côtes à la racine de la cuisse. Cette tumeur a la forme d'un gâteau ovoïde. La consistance est dure. On n'y aperçoit aucune nodosité; mais elle est parsemée de sinus assez profonds, au niveau des nombreuses veines qu'on perçoit à la surface cutanée. Le néoplasme semble assez bien limité, et n'adhère pas au squelette; il est facile de le circonscrire avec la main embrassant sa face postérieure. La peau est mobile à la surface. Dans l'état de relâchement de la paroi abdominale, on peut faire mouvoir la tumeur dans tous les sens; mais la contraction musculaire semble l'enchâsser, et la fixe aux plans profonds de la paroi. Cette tumeur est donc développée en partie aux dépens des muscles abdominaux; mais il n'est pas possible de diagnostiquer une connexion avec le péritoine. Les culs-de-sac vaginaux sont libres, le col semble normal.

Opération le 23 juin. — M. Duret fait une incision à la peau en forme de quart de cercle, à la partie inférieure de la tumeur. On forme ainsi un lambeau supéro-interne et un lambeau inféro-externe qu'on dissèque et qu'on sépare de la surface de la tumeur.

Celle-ci est très vasculaire : les veines nombreuses qui la sillonnent, sont transformées en larges sinus qui produisent une hémorrhagie abondante et nécessitent l'emploi d'environ 30 pinces à forcipressure. On cherche alors à l'énucléer par son bord inférieur, mais on est obligé, en quelque sorte, de la sculpter dans les muscles droit et oblique, aux dépens desquels elle est développée. On tombe ainsi sur le péritoine pariétal, qui est découvert sur une surface de 10 centim. de côté. A ce moment l'hémorrhagie se produit si abondante et sur une surface si étendue, que le chirurgien se voit forcé de la négliger pour achever au plus vite l'enlèvement de la tumeur. On la dissèque par son bord supéro-interne et l'on tombe encore sur le péritoine, auquel elle adhère intimement. On sectionne la séreuse sur une étendue de 7 à 8 centim., et l'on enlève définitivement la tumeur.

L'écoulement sanguin s'arrête en partie ; il reste une hémorrhagie en nappe, dont on se rend maître par des lavages à l'eau phéniquée double. L'antisepsie de la plaie étant faite, ainsi que la réduction de la hernie de l'intestin et de l'épiploon à l'ouverture de la section péritonéale, on réunit les deux lèvres de la séreuse par 12 points de suture au catgut et à la soie ; puis on affronte les deux bords de la paroi abdominale avec 5 sutures d'argent profondes et une douzaine de sutures superficielles au crin de Florence. On saupoudre la plaie d'iodoforme et on applique un pansement de Lister, recouvert d'une couche épaisse d'ouate et maintenu par un bandage de corps. Après l'opération, la malade, affaiblie par l'hémorrhagie, est très pâle. Deux heures, après son pouls n'était pas remonté ; le pansement était légèrement teinté de sang. On lui administre une potion cordiale et on fait une légère compression au niveau de la plaie.

Le soir à 8 heures, son état ne s'était pas amendé. Temp. 36°. Le pansement était tout imbibé de sang. Le chirurgien le fit enlever et constata une hémorrhagie à travers les lèvres de la plaie. Après l'enlèvement des sutures, on trouva une poche contenant un caillot du volume du poing. De petites artères musculaires donnaient en plusieurs endroits et profondément. Les ligatures furent infructueuses, et on fut obligé, pour prévenir un accident immédiat, de laisser dans la plaie une petite éponge imbibée de perchlorure de fer étendu d'eau.

24 *Juin.* — La nuit a été très mauvaise, la malade s'est plainte continuellement et a été très agitée. Ce matin la temp. est montée à 39°. On laisse un nouveau tampon hémorrhagique, après avoir enlevé l'ancien et on referme la plaie après avoir mis un drain à l'angle inférieur.

A 10 heures, l'état général devient plus mauvais. La face se grippe et se couvre de sueurs froides ; il survient du hoquet et des vomissements. La malade meurt vers midi.

Autopsie. — Les bords la plaie péritonéale sont parfaitement affrontés : on observe seulement une vascularisation plus prononcée de la séreuse environnante.

L'Examen histologique montre que la tumeur appartient à la classe des fibro-sarcomes. La face postérieure du néoplasme, en relation avec les muscles abdominaux, avait commencé à les envahir. Les coupes histologiques permettent d'observer et de suivre la destruction de la fibre musculaire par le néoplasme. Enfin les vaisseaux de la tumeur, volumineux, dépourvus de parois contractiles, restant béants après la section à cause de leur continuité avec le tissu du fibro-sarcome, expliquent les hémorrhagies graves signalées.

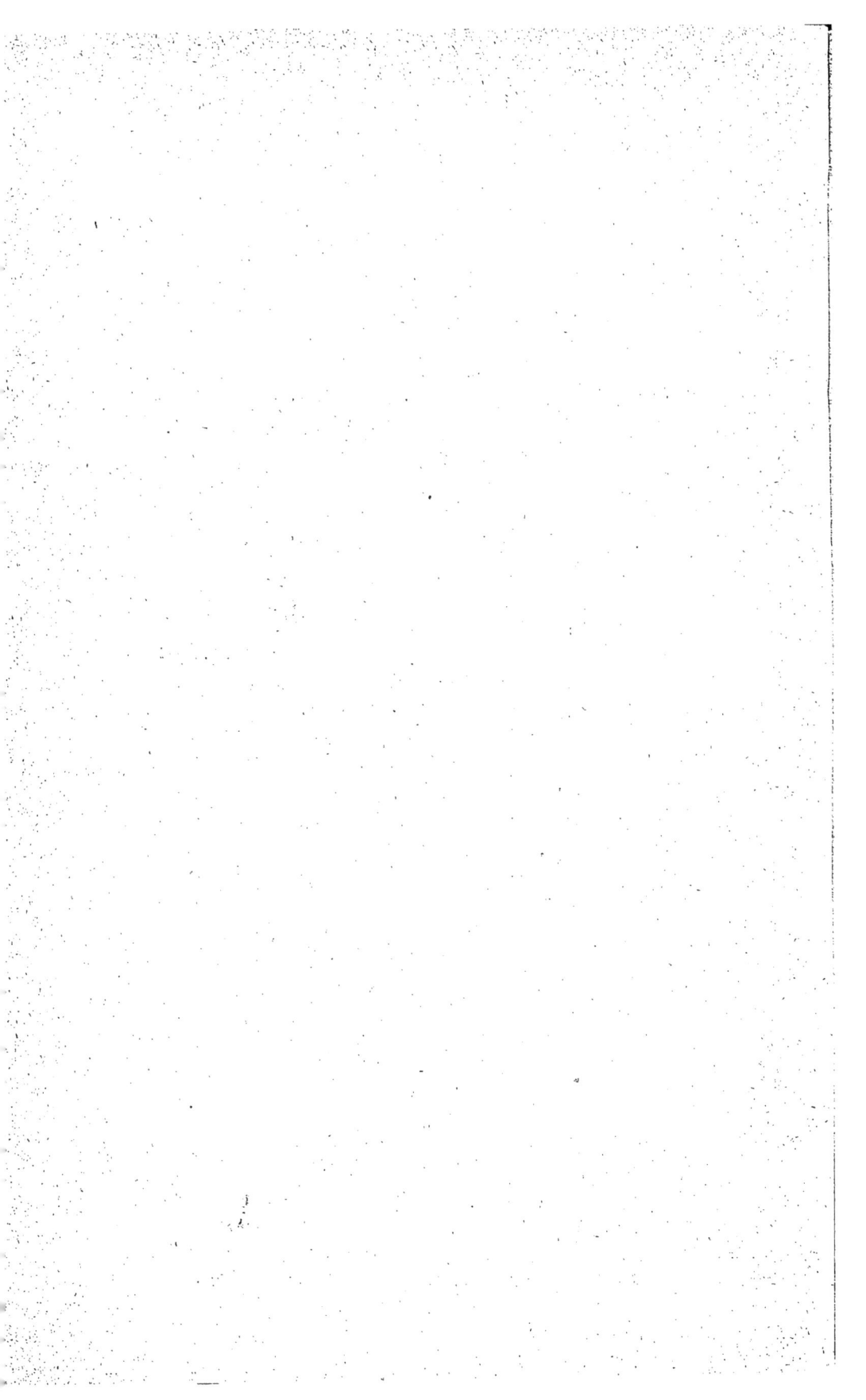

CONCLUSIONS

Les fibromes de la paroi abdominale se rencontrent le plus souvent chez la femme à la période d'activité sexuelle.

Ces tumeurs, généralement bénignes et susceptibles de se développer dans divers points de la paroi abdominale, peuvent, dans certains cas, évoluer dans un sens histologique différent et passer au sarcome ; elles peuvent, en outre, devenir rapidement volumineuses et contracter des adhérences intimes avec le péritoine, dont il faut enlever parfois de très notables portions.

Enfin, l'ouverture du péritoine, membrane vasculaire, détermine ordinairement un écoulement de sang assez abondant ; de plus, les fibro-sarcomes volumineux sont sillonnés de gros sinus veineux dont la blessure occasionne une hémorrhagie considérable.

Pour toutes ces raisons, il est important de pratiquer l'ablation des fibromes le plus tôt possible, car, si l'on n'opère pas une tumeur petite, cette tumeur grossira, contractera des adhérences, pourra enfin devenir maligne.

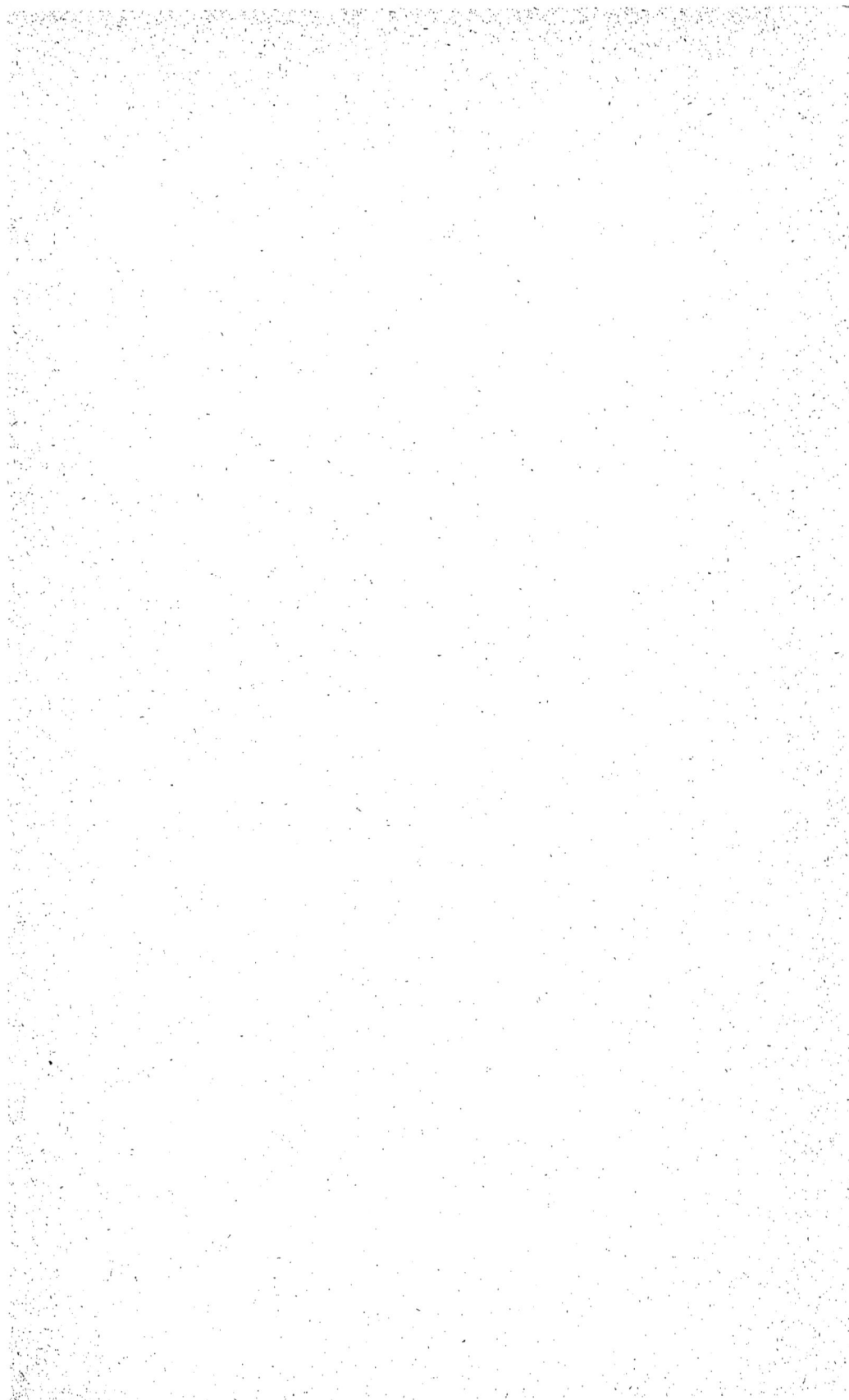

INDEX BIBLIOGRAPHIQUE

1850. SAPPEY. — Gazette des Hôpitaux, janvier.

— LIMAUGE. — Gazette des Hôpitaux, 14 février.

1851. BOUCHACOURT. — Gazette des Hôpitaux.

1855. SANTESSON. — Dublin Médical journal, vol. II.

— VERNEUIL. — Société de Biologie, 2ᵉ série, tom. II.

1856. CRUVEILHER. — Traité d'anatomie path. tom. III.

— LANGENBECK. — Archiv. für. Clin. chir. Bd. I, pag. 105..

— PAGET. — The Lancet, tom. I, pag. 625.

1860. CHASSAIGNAC. — Bull. de la Soc. chir. 22 août.

— GOSSELIN. — Bull. de la Soc. chir., 22 août.

— HUGUIER. — Bull. de la Soc. chir., 22 août.

— MICHON. — Bull. de la Soc. chir., 22 août.

1861. BODIN. — Thèse de Paris.

1862. NÉLATON. — Gazette des Hôpitaux, pag. 77.

1864. CHAIRON. — Bull. de la Soc. chir.

1865. CORNIL. — Thèse de Kiel.

1867. VIRCHOW. — Path. des humeurs, tom. I, pag. 351.

1868. BUNTZEN. — Jahresber. Virchow's, tom. II, pag. 450.

1873. PANAS. — Gazette des Hôpitaux, pag. 677.

1875. GUYON. — Bull. de la Soc. chir.

— TILLAUX. — Société de chirurgie.

1876. SALESSES. — Thèse de Paris.

1878. NICAISE. — Revue mens. de méd. et de chir.

— LETAILLEUR. — Revue de chirurgie.

1879. GRAETZER. — Archiv. für anat. Virchow's, tom. I, pag. 261.

— LUDWIG EBNER. — Berliner Clin. Wochens, n° 37.

1880. PÉAN. — Traité des tumeurs abdominales; pag. 141.

1882. SKLIFOSSOWSKI. — (Saint-Pétersbourg).

1883. GUERRIER. — Thèse de Paris.

— HERZOG. — Der, Fibrome der Bauchdecken, Munich.

1884. BRUNTZEL. — Deutsche med. Wochens. n° 15.

— SOENGER. — Archiv. für Gynekologie, Band XXIV, Heft tom. I.

1886. LE DENTU. — Société de Chirurgie.

— DAMALIX. — Thèse de Paris.

— DURET et LEPLAT. — Bull. de la Soc. anatomo-clinique de Lille.

1888. TILLAUX. — Annales de gynécologie et d'obstétrique, janvier, pag. 30.

— TERRILLON. — Archives générales de médecine, avril, mai.

— LABBÉ et RÉMY. — Traité des fibromes de la paroi abdominale.

— SEGOND. — Gazette des Hôpitaux.

1890. LEDDERHOSE. — Deutsche Chirurgie, Lieferung 45 B.

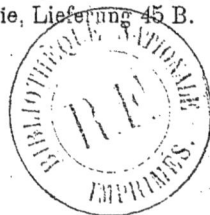

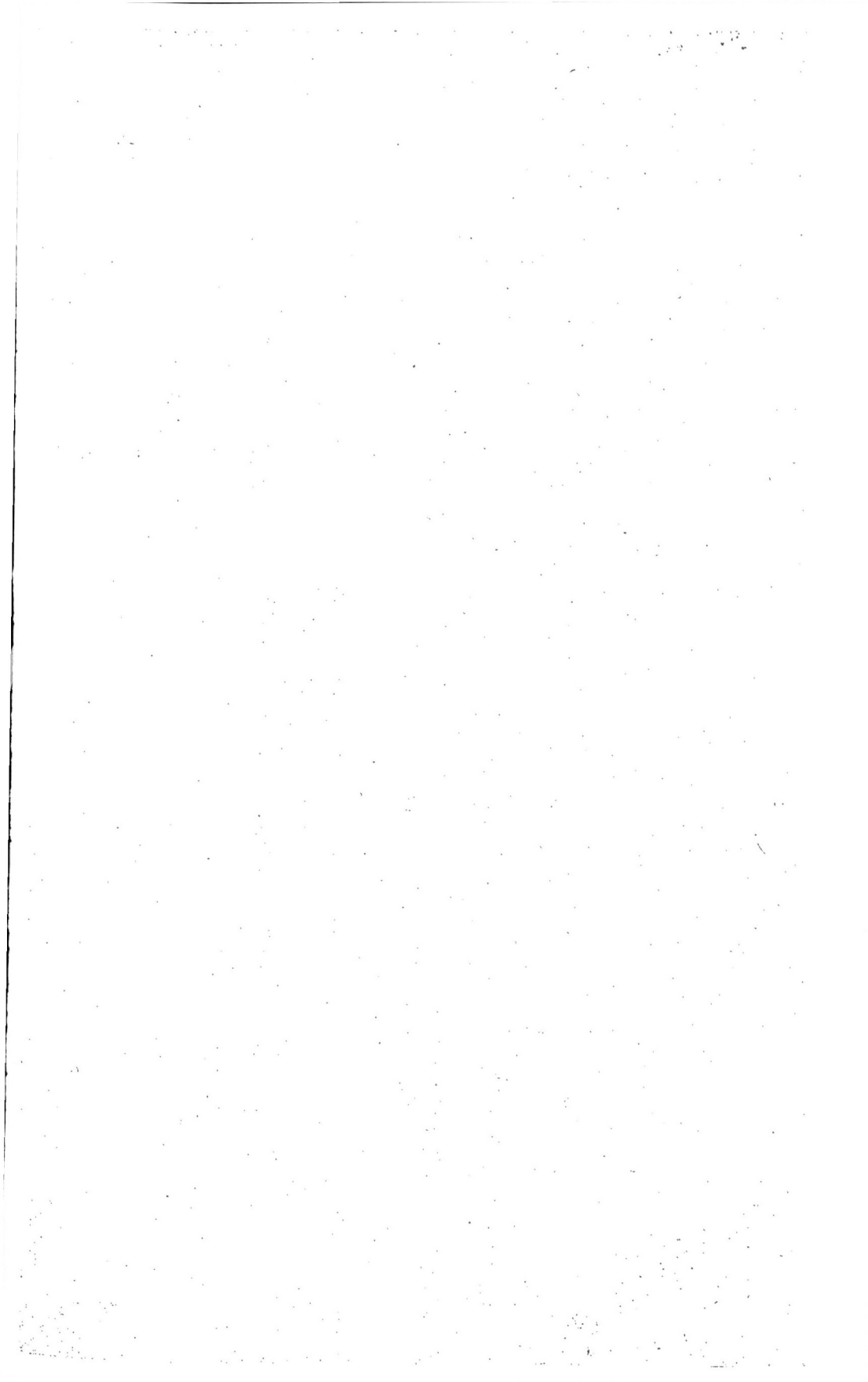

www.ingramcontent.com/pod-product-compliance
Lightning Source LLC
Chambersburg PA
CBHW071751240925
PP17089400001B/12